JEAN VANIER

Von den Wunden des Herzens

Jean Vanier

Von den Wunden des Herzens

Wegbegleiter durch Zeiten der Depression

Neufeld Verlag

Aus dem Englischen übersetzt
von Bernardin Schellenberger

Übersetzt aus der englischen Ausgabe *Seeing Beyond Depression,* erschienen 2001 bei der Society for Promoting Christian Knowledge (SPCK), London

Deutsche Übersetzung autorisiert
von Arche Deutschland

FSC
www.fsc.org
MIX
Papier aus verantwortungsvollen Quellen
FSC® C023842

Die Deutsche Bibliothek verzeichnet diese Publikation in der Deutschen Nationalbibliografie; detaillierte bibliografische Daten sind im Internet über www.d-nb.de abrufbar

Umschlaggestaltung: spoon design, Olaf Johannson
Umschlagbilder: John McElroy (oben)/
© ShutterStock®
Satz: Neufeld Verlag, Schwarzenfeld
Herstellung: Bercker Graphischer
Betrieb GmbH & Co. KG, Kevelaer

ISBN 978-3-86256-015-8, Bestell-Nummer 588 724

www.neufeld-verlag.de

NEUFELD VERLAG

Inhalt

... als hätte ich alle Lust am Leben verloren.

1

Depression – eine echte Krankheit oder ein verwundetes Herz?

Ich war von Natur aus ein ziemlich glücklicher Mensch. Ich lachte viel und liebte meinen Mann. Und ich meinte, dass auch er mich liebe. Nach der Geburt unseres zweiten Kindes fühlte ich mich zunehmend erschöpft. Inzwischen fällt es mir sehr schwer, daheim zu arbeiten. Es kommt mir vor, als stehe alles wie ein Berg vor mir. Meinem Mann und meinen Kindern gegenüber bin ich immer reizbarer. Ich mache mir sogar Sorgen darüber, ob mein Mann mich überhaupt noch liebt. Es fühlt sich an, als hätte ich alle Lust am Leben verloren.

Vorher schien mir bei der Arbeit alles gut von der Hand zu gehen. Man schätzte mich sehr. Dann bekam ich einen neuen Chef. Er war mir gegenüber sehr streng, ja unfreundlich. Ich konnte ihm nichts recht machen, und tatsächlich verrichtete ich meine Arbeit immer schlechter. Schließlich wurde ich entlassen.

Das Herz des Menschen ist
zerbrechlich und verletzlich.

Jetzt weine ich die ganze Zeit. Morgens fällt es mir schwer, aus dem Bett zu kommen. Ich habe das Gefühl, als könnte ich überhaupt nichts Lohnenswertes mehr tun. Ich habe mein ganzes Selbstvertrauen verloren. Beim Blick in den Spiegel komme ich mir hässlich vor. Ich bin mir sicher, dass ich nie mehr fähig sein werde, aus dieser Hölle herauszukommen.

Das Herz des Menschen ist zerbrechlich und verletzlich. Solange wir uns als einmaliger Mensch geliebt fühlen; solange wir spüren, dass die Menschen die Nähe zu uns suchen und uns anziehend, lustig und intelligent finden; solange wir Arbeit haben oder Tätigkeiten, die uns interessieren und ausfüllen, ist das Leben für uns im Fluss. Wir sind voller Energie und Freude und haben das Gefühl, durch und durch lebendig zu sein.

Aber wenn es uns so vorkommt, als seien wir für andere nicht mehr attraktiv oder als interessiere sich niemand für uns, haben wir den Eindruck, total nutzlos und beiseite geschoben zu sein. Unser Herz ist verwundet. Es ist, als habe uns irgendeine Krankheit befallen; das Herz ist uns schwer und wir haben Angst. Wir haben keinen Frieden und keine Freude mehr, nur ein

Wir fühlen uns schrecklich allein.

Gefühl der Leere, eines großen inneren Leerseins. Womöglich versuchen wir, das mit Alkohol, Fernsehen oder übermäßiger Geschäftigkeit auszufüllen. Wir fühlen uns schrecklich allein und sinken in eine Art von Apathie; Traurigkeit überkommt uns.

Ein neugeborenes Kind zieht für einige Zeit die Aufmerksamkeit seiner Eltern auf sich. Sie spielen gerne mit dem Kleinen. Aber wenn das Kind größer wird und sich körperlich entwickelt, kann es sein, dass es weniger attraktiv wird; und als Heranwachsendes macht es eine schwierige Zeit durch und wird schusselig. Seine Eltern haben nicht mehr so viel Zeit für ihr Kind und sind vorwiegend von ihrer Arbeit in Beschlag genommen; vielleicht ist es zu Konflikten gekommen, und es hat sich allmählich ein Riss zwischen ihnen aufgetan.

Dann fühlt sich das Kind weniger geliebt, weniger gewollt. Sein zartes, verletzliches Herz wird verwundet. Es kommt sich nicht mehr wichtig, kostbar, einmalig vor. Vielleicht versucht es sogar, die Aufmerksamkeit seiner Eltern dadurch auf sich zu ziehen, dass es dumme oder schlimme Dinge anstellt, die seine Eltern wütend machen. Dann fühlt sich das Kind noch stärker abgelehnt.

Es war das erste Mal gewesen, dass er einer Frau sein Herz geöffnet hatte …

Ein junger Mann fühlte sich zu einem Mädchen hingezogen. Sie reagierte positiv auf seine Blicke und Gesten. So gingen sie miteinander aus und schienen einander gut zu verstehen. Sie hatten den gleichen Geschmack, die gleichen Interessen und sie unternahmen gern das Gleiche miteinander. Sie verliebten sich ineinander.

Aber dann fing sie irgendwann an, auf Distanz zu ihm zu gehen, aus Gründen, die ihm unbegreiflich waren. Sie fand Ausreden, um nicht mit ihm ausgehen zu müssen. Eines Tages sah er sie mit einem anderen Mann auf der Straße, lachend, glücklich und sprühend vor Leben. Ihm ging auf, dass sie ihn nicht mehr liebte, sondern sich in einen anderen verliebt hatte.

Das Herz des jungen Mannes war gebrochen. Es war das erste Mal gewesen, dass er einer Frau sein Herz geöffnet hatte; das erste Mal, dass er die Liebe gewagt hatte. Er war tief verletzt und wollte nicht mehr länger leben. So stürzte er sich in seine Arbeit, ging oft ins Kino und trank mehr als bisher – tat alles, um seinen inneren Schmerz zu vergessen.

Wenn unser Herz verwundet ist,
verlieren wir an allem das Interesse;
nichts scheint uns helfen zu können.

Eine junge Frau empfand sich während ihrer Verlobung und der Anfangszeit ihrer Ehe von ihrem Mann tief geliebt. Er kam früher von der Arbeit heim, nur um länger mit ihr zusammen sein zu können. Sie gingen gemeinsam aus und hatten viel Spaß miteinander. Er schien in ihrer Gegenwart so glücklich zu sein! Die Folge war, dass auch sie aufblühte.

Im Lauf der Zeit nahm ihn seine Arbeit stärker in Anspruch. Er begann immer später heimzukommen, war dann müde und hatte nicht mehr die Zeit und die Kraft, um sich mit ihr und den Kindern zu unterhalten. Er kam einfach heim und ließ sich in den Sessel vor dem Fernseher fallen. Ihr begann aufzugehen, dass ihm seine Arbeit wichtiger wurde als sie. Auch wurde ihr klar, dass sie etwas von ihrer jugendlichen Schönheit verloren hatte und nicht mehr so attraktiv wie früher war. Sie versuchte, sich stärker auf eine Reihe von Aktivitäten einzulassen, aber keine interessierte sie wirklich.

Wenn unser Herz verwundet ist, verlieren wir an allem das Interesse; nichts scheint uns helfen zu können.

Wir durchleben eine Art inneres Sterben.

Ein Mann mit bislang erfolgreicher Karriere wurde plötzlich arbeitslos. Er sah sich nach einer neuen Stelle um. Aber die Wochen gingen ins Land und er fand nichts. Stück für Stück verlor er das Vertrauen in sich selbst und in seine Fähigkeiten. Daheim blieb er geschäftig, aber er fühlte sich als Verlierer. Er wurde das Gefühl nicht los, dass niemand ihn haben wolle und er für nichts tauge. So versank er in Entmutigung und Traurigkeit. Er hatte das Gefühl, alles Leben sei aus ihm gewichen.

Ist das die gleiche Leere, nur tiefer, die eine Frau empfindet, deren Mann bei einem Unfall ums Leben gekommen ist? Beide waren in der Liebe und im Leben eins gewesen. Und plötzlich ist er verschwunden und das Herz der Frau ist gebrochen. Sie hat allen Grund zum Weiterleben verloren. Sie empfindet nicht nur den Tod ihres Mannes, sondern auch ihr eigenes inneres Totsein. Sie ist in einem Zustand der Trauer.

Wenn eine Tätigkeit oder ein Mensch unser Leben ausfüllt, uns inspiriert oder uns Freude am Leben schenkt, diese Tätigkeit oder dieser Mensch dann aber plötzlich wegfällt, kann uns das in ein Gefühl totaler Leere stürzen. Wir durchleben dann eine Art von innerem Sterben. In uns fließt

Um aus diesem Zustand des Verlusts und der Trauer herauszukommen und ein neues Leben anzufangen, brauchen solche Menschen nicht so sehr einen Therapeuten, sondern eher Freunde, die bereit sind, ein Stück des Weges mit ihnen zu gehen.

kein Leben mehr. Wir sind vom Gefühl des Verlusts und der Trauer erfüllt; etwas Schweres lastet auf unserem ganzen Wesen, das der Depression gleicht. Dieser Schmerz und dieses Schwere sind keine Krankheit, sondern eine normale, natürliche Reaktion auf einen Verlust, der an den innersten Sinn unseres Lebens rührt.

Wer diese Art von Trauer durchmacht, braucht Zeit, um nach und nach wieder andere Gründe entdecken zu können, die das Leben lebenswert machen. Im Lauf der Zeit und vielleicht mit Hilfe anderer findet der Mann, der seine Stelle verloren hat, womöglich eine andere interessante Tätigkeit. Der junge Mann lernt hoffentlich eine andere junge Frau kennen. Der Frau, die unter der mangelnden Liebe ihres Mannes leidet, erschließt sich vielleicht ein tieferes spirituelles Leben oder sie findet Freunde und neue Aktivitäten, die ihr helfen, aus ihrer lähmenden Traurigkeit herauszukommen.

Die Gefahr für Menschen in diesem Zustand liegt darin, dass sie sich weigern, sich nach Hilfe umzusehen. Dann ziehen sie sich in ihre Traurigkeit zurück, sehen sich als Opfer und behaupten ständig, nichts und niemand könne ihnen helfen.

Damit solche Menschen aus diesem Zustand des Verlusts und der Trauer herauskommen und

Manchmal muss man weinen, schreien und seinen Schmerz, seine Wut und Frustration laut von sich geben. Dann kommt man nach und nach von seinem Schmerz los und findet neues Leben.

ein neues Leben anfangen können, brauchen sie nicht in erster Linie einen Therapeuten, sondern vor allem Freunde, die bereit sind, ein Stück ihres Weges mit ihnen zu gehen. Diese Freunde können und sollten nicht versuchen, ihnen ihre Traurigkeit zu nehmen; sie sollten sie einfach gemeinsam mit ihnen annehmen. Der Trauerprozess nimmt in jedem Menschen seinen ganz eigenen Verlauf. Man muss ihm Zeit lassen. Folglich sollten wir nicht versuchen, ihn mit künstlichen Mitteln und Zerstreuungen rasch verschwinden zu lassen. Manche Menschen brauchen es, dass sie weinen, schreien und ihren Schmerz, ihre Wut und Frustration laut von sich geben. Dann können sie nach und nach von ihrem Schmerz loskommen und neues Leben finden.

Aber es gibt auch eine tiefere Traurigkeit. Sie äußert sich so, dass ein Mensch sich frustriert oder verletzt fühlt; oder er oder sie erfährt in unerträglichem Maß einen Rückschlag, eine emotionale Krise, große Spannung, einen Konflikt oder etwas sehr Trauriges. Dieser Mensch fühlt sich dann von Traurigkeit überwältigt; aus den Tiefen seines Seins steigt ein innerer Tod auf. In ihm und um ihn fließt kein Leben mehr. Alle seine Energie ist ausgelaugt, seine ganze Freude am

Depression ist eine Krankheit, die wir nicht selbst behandeln können. Um davon zu genesen, brauchen wir Hilfe.

Leben ist ihm verloren gegangen. Dieser Energieverlust gleicht anfangs dem oben beschriebenen Trauerprozess. Aber allem Anschein nach stehen dieser Schmerz und dieses Traurigsein in keinem Verhältnis zu dem Ereignis, wovon sie ausgelöst wurden. Im Unterschied zu üblichen Zeiten der Trauer lässt hier die Traurigkeit im Lauf der Zeit oder dank neuer Aktivitäten nicht nach; im Gegenteil, die innere Lähmung scheint zuzunehmen. Der betreffende Mensch hat dann das Gefühl, in einer Welt der Finsternis gefangen zu sitzen und von allen anderen Menschen völlig abgeschnitten zu sein.

Depression ist eine Krankheit, die wir nicht selbst behandeln können. Um davon zu genesen, brauchen wir Hilfe.

Die Depression, diese finstere, schmerzliche Kraft, die den tiefsten Teil unseres Wesens durchdringt und sich in unserem ganzen Körper ausbreitet, hat ihre Ursprünge in den Wunden unserer Kindheit.

2

Die Depression verstehen

Die Depression, diese finstere, schmerzliche Kraft, die den tiefsten Teil unseres Wesens durchdringt und sich in unserem ganzen Körper ausbreitet, hat ihre Ursprünge in den Wunden unserer Kindheit. Diese Wunden wollten wir nie wahrhaben oder beim Namen nennen. Wir wollten sie vergessen oder sogar leugnen. Darum haben wir sie in die verborgenen Bereiche unseres Bewusstseins gesteckt, ins unbewusste Selbst. Aber zu bestimmten Zeitpunkten können sie daraus in unser klares Bewusstsein emportauchen und uns mit Gefühlen der Traurigkeit, Schuld und Verwirrung lähmen. Dann beginnen diese Wunden unsere gesamte Energie aufzuzehren und uns allen Antrieb zu nehmen; sie können sogar den Wunsch in uns wecken, zu verschwinden oder zu sterben. Versuchen wir die Ursprünge dieses tief in uns verborgenen Schattenbereichs unseres Lebens zu verstehen.

Das neugeborene Kind ist ungemein klein, zerbrechlich und verletzlich. Es kann nichts von sich

Kinder haben extrem verletzliche Herzen.

aus tun. Wenn es sich allein fühlt und Schmerzen empfindet oder etwas braucht, kann es nur um Hilfe schreien; oder es kann sich zurückziehen und die Kommunikation und das Essen verweigern.

Dass wir Kleinkinder als so schön empfinden, liegt genau daran, dass sie noch so zerbrechlich und schwach sind. Sie müssen, um leben zu können, beschützt, genährt und geliebt werden, vor allem von ihrer Mutter und ihrem Vater. Wenn sie sich geliebt fühlen, sind sie sicher und im Frieden. Sie lächeln, ihre Augen und ihr ganzer Körper strahlen vor Freude. Sie erwidern die Liebe ihrer Eltern mit Liebe und Vertrauen.

Aber was geschieht, wenn ein Kind sich unerwünscht, ungeliebt oder nicht geschätzt fühlt? Was geschieht, wenn seine Mutter die ganze Zeit außer Haus ist oder ihre Gedanken ständig woanders sind; wenn sie müde oder deprimiert oder zu beschäftigt ist, um auf sein Schreien eingehen zu können; oder wenn sie darauf mit Aggression und Wut reagiert? Was geschieht, wenn die Mutter ihr Kind nur für sich selbst zu besitzen versucht, es immer bei sich behält, um mit ihm ihre eigene innere Leere zu füllen, und es dadurch davon abhält, es selbst zu werden? Was passiert, wenn das Kind die im Raum stehenden Konflikte spürt

Jemanden zu lieben heißt, ihn spüren zu lassen, wie schön er ist, wie wertvoll und wichtig.

oder Zeuge gewalttätiger Szenen wird? Es wird Angst bekommen, schreckliche Angst; es wird sich alleingelassen fühlen und Kummer empfinden. Wenn es das Gefühl hat, dass es nicht um seiner selbst willen geliebt oder geachtet wird, wird es glauben, dass es schlecht sei. Es meint dann, dass es deswegen fast bis zum Ersticken überwacht wird oder – im anderen Extrem – ganz und gar ungewollt ist und abgelehnt wird oder die Menschen aggressiv mit ihm umgehen. Die Folge ist, dass es sich schreckliche Dinge ausmalt. Es meint, es sei ein Versager, sei die Ursache aller Übel. So entwickelt es ein negatives Selbstbild und fühlt sich schuldig dafür, dass es existiert.

Manche meinen, Kinder spürten überhaupt nichts oder litten nicht unter den Zwiespältigkeiten und Widersprüchlichkeiten der um sie lebenden Erwachsenen. Aber das stimmt nicht. Kinder haben extrem verletzliche Herzen. Sie brauchen die Wahrheit; Ungerechtigkeit oder Lügen können sie nicht ertragen. Sie haben ein vitales Bedürfnis nach der Liebe und Zärtlichkeit ihrer Eltern; sie brauchen deren Ermutigung.

Jemanden zu lieben heißt nicht einfach bloß, etwas *für* ihn zu tun; es geht um etwas viel Tieferes. Jemanden zu lieben heißt, ihn spüren zu lassen, wie schön er ist, wie wertvoll und wich-

Zerbrochene Beziehungen wecken Gefühle der Angst und des Alleinseins und führen zum Verlust des Selbstvertrauens.

tig. Es heißt, ihn zu verstehen und seine Schreie und seine Körpersprache lesen zu können; sich zu freuen, wenn er da ist, und mit ihm gemeinsam Zeit zu verbringen und in Kommunikation zu sein. Lieben heißt, mit einem anderen Menschen eine Beziehung von Herz zu Herz haben, im Hin und Her von gegenseitigem Geben und Empfangen zu leben.

Kinder leiden schrecklich, wenn ihrem Durst nach dieser Liebe und Gegenwart nicht entsprochen wird oder wenn diese grundlegende Beziehung ohne Erklärung abgebrochen wird; wenn andere sich weigern, auf sie zu hören und ihre Bedürfnisse zu verstehen; wenn sie getäuscht, betrogen, misshandelt, missbraucht oder ohne guten Grund bestraft werden und man sie damit glauben macht, dass sie nicht gut sind. Dies alles versetzt Kinder in einen Zustand der Verwirrung und des Schmerzes. Zerbrochene Beziehungen wecken Gefühle der Angst und des Alleinseins und führen zum vollständigen Verlust des Selbstvertrauens.

In ihrem verletzlichen Herzen wird dieser Schmerz durch ihre eigenen Zweifel und Widersprüche noch verstärkt. Sie fangen an, gegen ihre Eltern Groll zu entwickeln. Hassgefühle können in ihnen aufsteigen. Diese aggressiven Gefühle

Kinder können vor sich selbst Angst bekommen, vor der zerstörerischen Kraft in ihnen.

ängstigen sie dann noch mehr und führen sie zur Überzeugung, sie seien schlecht. Kinder können vor sich selbst Angst bekommen, vor der in ihnen vorhandenen zerstörerischen Kraft; sie entdecken dann das »Monster« in sich. Aber wie können sie überhaupt Hass auf ihren Vater oder ihre Mutter, die Quelle ihres Lebens, ihrer Nahrung und ihres Schutzes empfinden? Wie ist es möglich, dass man ein und denselben Menschen lieben und zugleich hassen kann, ihm Leben und zugleich den Tod wünschen kann, dass er da sei und zugleich, dass es ihn nicht mehr gebe?

Dies alles wird dem Kind zuviel. Die widerstreitenden Gefühle und das Empfinden von Angst und Schuld – das alles ist ihm unerträglich. Es kann das nicht verstehen, nicht begreifen und nicht in Worte fassen. Diese Gefühle versetzen es in einen Zustand der Verwirrung. Es muss sie vergessen, unterdrücken, in einer unbewussten Welt verstecken, muss eine Grenze zwischen ihnen und seinem Bewusstsein ziehen. Folglich beginnt das Kind, sich von seinen allzu schmerzlichen Emotionen abzutrennen. Wenn es kann, stürzt es sich in ein Übermaß von Tätigkeiten, Unternehmungen, Spielen und Zerstreuungen. Es hängt sich an andere Dinge, um zu vergessen und überleben zu können.

*Auf versteckte Weise beherrscht
die Finsternis das Leben.*

Aber diese unterdrückten Gefühle, Widersprüche und Leiden bleiben in den tiefsten, verborgenen Teilen seiner selbst haften, im Gedächtnis seines inneren Wesens und Herzens. Es bringt es nicht fertig, sich ihnen zu stellen, sie zuzulassen oder zum Ausdruck zu bringen. So nehmen sie die Gestalt eines sorgfältig vergrabenen Schattens von Schuld, Traurigkeit und Hass an. Aber auf heimliche, versteckte Weise beherrscht diese Finsternis das Leben und die Einstellungen des Kindes während der Zeit seines Aufwachsens und tut das weiterhin sein ganzes Leben hindurch. Sie bestimmt gewisse Charakterzüge eines Menschen und ist der Grund für Ängste, Wut, Machtgelüste und andere irrationale Einstellungen. Diese Finsternis trägt auch ihren Teil zu seiner Sehnsucht nach Licht und Wahrheit bei, nach einem Ideal und nach Vollkommenheit. Das kann für diesen Menschen dann zur anderen Möglichkeit werden, um der Finsternis und dem Chaos in seinem Inneren zu entfliehen, dessen er sich womöglich kaum bewusst ist.

Extreme Fälle von Missbrauch, Gewalttätigkeit und Unsicherheit, die für ein Kind völlig unerträglich sind, widerfahren zum Glück nicht jedem Kind. Aber jedes Kind erfährt einigen Schmerz, selbst wenn es die liebevollsten, umsichtigsten

Depression ist das Ergebnis verborgener Traurigkeiten, Finsternisse und Schuldgefühle.

Eltern hat. Es ist so leicht, das Herz eines Kindes zu verwunden! Vielleicht sind die Eltern einfach zu stark beschäftigt und von anderen Dingen in Beschlag genommen und können folglich nicht immer anwesend sein und ihre Aufmerksamkeit dem Kind widmen. Das Kind empfindet das als eine Art Ablehnung; die tiefe persönliche Beziehung, die es zu seinen Eltern hatte, scheint zerbrochen oder zerrüttet zu sein. Oder es versteht nicht, warum seine Eltern gelegentlich wütend oder reizbar oder gleichgültig sind. Scheinbar harmlose Worte und Gesten können im Herzen des Kindes zu tiefen Wunden führen. In jedem Menschen gibt es eine finstere Seite, die das Kind mehr oder weniger stark empfindet, je nachdem, wie sensibel es ist oder welche Schmerzen es schon erfahren hat.

Depression ist das Ergebnis aller dieser verborgenen Traurigkeiten, Finsternisse und Schuldgefühle, die der Mensch tief in seinem Herzen vergraben hat. Wenn sie an die Bewusstseinsoberfläche treten, können sie einem das ganze Wesen überschwemmen.

Oft treten diese Gefühle beim Tod eines geliebten Menschen oder bei einem anderen schmerzlichen Ereignis zutage, oder wenn die Mauern,

Die dunklen Gefühle, die man als Kind unterdrückt hat, durchlebt man in Zeiten der Depression noch einmal.

die wir um unser Herz herum aufgerichtet haben, einzufallen beginnen. Alle diese dunklen Gefühle, die man als Kind verborgen oder unterdrückt hat, durchlebt man in Zeiten der Depression noch einmal, ohne dass man als inzwischen erwachsener Mensch versteht, woher sie stammen.

Diese Unmöglichkeit, das Warum zu verstehen, macht die Lage nur noch schlimmer. Dann wird die Depression zur beschämenden Krankheit. »Ich bin im Kopf nicht mehr richtig. Ich muss zum Psychiater gehen.« Der Mensch entwickelt dann ein noch angeschlageneres und beschämenderes Bild von sich selbst; er fühlt sich noch schlechter, empfindet sich ausgeschlossen, abnormal und als Last für andere.

Wenn ein Kind liebt und geliebt wird,
entspannt sich sein ganzer Körper.

3

Chemische Veränderungen im Körper

Wenn ein Kind liebt und geliebt wird, wenn es in den Armen seiner Mutter oder seines Vaters fröhlich lacht, dann öffnet und entspannt sich sein ganzer Körper. Dabei werden in seinem Körper bestimmte Chemikalien freigesetzt. Wenn es umgekehrt die Qual verspürt, abgelehnt zu werden, oder Ängste und schreckliche Albträume erlebt, werden andere Chemikalien freigesetzt. Dann wird sein ganzer Körper angespannt und zieht sich zusammen und seine Energie wird blockiert.

Unser Körper ist ganz eng an unsere Gefühle gekoppelt. Biologie und Psychologie sind auf viele Weisen *eins*, weil das Menschenwesen *eins* ist. Manche Menschen haben von ihren Eltern eine biologische Veranlagung zur Depression geerbt. Andererseits scheinen andere eine stärkere Konstitution zu haben, die ihnen anscheinend dabei hilft, mit psychischen Schmerzen besser umgehen zu können. Jeder von uns hat seine ganz eigene

Die Wunden des Herzens sind
Teil der Realität des Lebens und
lassen sich nicht verhüten.

Art, je nach seiner persönlichen Geschichte, seinen Familienerfahrungen und der von seinen Eltern ererbten körperlichen Konstitution.

Die schreckliche Realität, die manche Kinder erleben müssen, zwingt sie dazu, zu ihrem Selbstschutz in ihrem Inneren starke Mauern aufzubauen. Manche, deren genetische Ausstattung entsprechend robust ist, sacken deswegen trotzdem nicht in einen depressiven Zustand ab. Aber auch Kinder, die anscheinend ein recht glückliches Familienleben erfahren haben und sagen können: »Meine Eltern haben mich immer geliebt«, können unter lieblosen Gesten, Mangel an Aufmerksamkeit oder unter irgendeiner Form der Ablehnung gelitten haben. Oder es kann Zeiten gegeben haben, in denen ihre Eltern nicht imstande waren, ihnen zuzuhören oder Zärtlichkeit zukommen zu lassen. Diese Kinder können in ihrem späteren Leben durchaus unter Depression leiden, sofern sie physisch dafür prädisponiert sind.

Die Wunden des Herzens sind Teil der Realität des Lebens und lassen sich nicht verhüten. Jedes Kind nimmt Schmerzen auf und begräbt sie in seinem Inneren, ohne sie benennen zu können. So bildet sich allmählich das unbewusste Selbst

Jeder Mensch ist eine Mischung
aus Licht und Finsternis, Vertrauen
und Angst, Liebe und Hass.

und zum Teil die Persönlichkeit jedes Menschen aus.

Manche Menschen idealisieren ihre Eltern, wenn sie ins Erwachsenenalter kommen; sie scheinen das verzweifelte Bedürfnis nach »vollkommenen« Eltern zu haben. Sie tun sich genauso schwer damit, die Fehler, Ungerechtigkeiten und Schwächen ihrer Eltern zu erkennen und zu akzeptieren, wie ihre eigenen. Sie weigern sich, einzusehen, dass jeder Mensch eine Mischung aus Licht und Finsternis, Vertrauen und Angst, Liebe und Hass ist. Beim Reiferwerden des Menschen geht es darum, zu lernen, das Licht immer tiefer in die Schattenbereiche seines eigenen Wesens vordringen zu lassen; zuzulassen, dass Vertrauen und Liebe alle Angst und Vorurteile und den Hass besiegen; die innere Kraft zu finden, mit seiner Vergangenheit zu leben und sie so anzunehmen, wie sie ist, mit allen ihren Wunden, ohne sich vor ihr in eine Welt der Illusionen und Träume zu flüchten. Wir mögen es zugeben können oder nicht: In jedem von uns gibt es diese Schattenzonen, diese Traurigkeit und Depression, die jederzeit mit einem gewissen Grad von Intensität auftauchen kann.

Depression ist keine beschämende Krankheit, die man vor sich selbst und anderen verstecken muss.

4

Heil werden oder wieder auf die Beine kommen?

Diese dunklen Gedanken, die uns zuweilen den Wunsch eingeben, wir sollten verschwinden oder sterben, verstärken sich, wenn wir uns in der Gegenwart von Menschen befinden, die den Anschein erwecken, sie lebten unbelastet und machten problemlos und voller Freude immerzu ihre Fortschritte. Das Wort »Depression« macht Angst; wir wagen es kaum auszusprechen.

Wie kann man Menschen, die diese Art von Leiden durchmachen, entdecken helfen, dass das ein natürliches Phänomen ist – eine notwendige Krise, die uns, wenn wir richtig mit ihr umgehen, zu einer neuen inneren Freiheit verhelfen kann?

Depression ist keine beschämende Krankheit, die man vor sich selbst und anderen verstecken muss. Wenn man unter ihr leidet, ist das ganz in Ordnung. Sie ist Teil unseres Wesens und Teil unserer Lebensgeschichte. Das soll aber nicht heißen, dass wir es uns gestatten sollten, in diese

Das Leben ist eine Abfolge von Krisen und Zeiten, in denen wir neu entdecken müssen, wer wir sind und was wir wirklich wollen.

krankmachende Traurigkeit zu versinken. Wenn wir neues Leben finden wollen, müssen wir dagegen angehen! Wir müssen nicht die Sklaven dieser in unser Bewusstsein aufsteigenden Gefühle werden, sondern lernen, richtig mit ihnen umzugehen, damit wir uns nach und nach von ihnen befreien können.

Das Leben ist eine Abfolge von Krisen und Zeiten, in denen wir neu entdecken müssen, wer wir sind und was wir wirklich wollen. Frauen tun sich im Allgemeinen leichter damit, darüber zu sprechen, als Männer, die oft sagen: »Es ist alles in Ordnung«, selbst wenn viele Anzeichen das Gegenteil verraten.

»Was können wir für jemanden tun, der im Zustand einer Krise zu sein scheint?

Zunächst einmal sollten wir ihn in Frieden lassen und ihm nicht allzu viele Fragen stellen. Aber der Augenblick wird kommen, in dem wir die Ursache des Konflikts erkennen, die Quelle der Depression ausmachen müssen.

Konflikte, die nicht beim Namen genannt werden oder über die man nicht mit anderen sprechen kann, nehmen eine unverhältnismäßig große Bedeutung an, und Depressionen,

Statt dass wir uns öffnen und unseren inneren Schmerz teilen, werden wir noch mehr Gefangene unserer selbst und unserer Traurigkeit und Wunden.

die man nicht zum Ausdruck bringt, werden unerträglich.«

(Der belgische Kardinal Godfried Danneels
in seinem Weihnachtsbrief 1988)

Dann ist es wichtig, den Schmerz in uns selbst oder jemand anderem zu erkennen und sich klar zu machen, dass die Aufgabe ansteht, die Unfähigkeit, ihn zum Ausdruck zu bringen und mit anderen über ihn zu sprechen, zu überwinden.

Häufig wagt es derjenige, der sich unterlegen, arm und gebrochen fühlt, nicht, zum Ausdruck zu bringen, was er erfährt, und denkt sich: »Niemand kann mich verstehen.« Er fühlt sich schuldig. Er traut sich nicht, seine Schwäche zuzugeben. Es ist ihm, als habe er nicht das Recht, über seinen Schmerz zu sprechen. Er befürchtet, man werde ihm nicht zuhören und ihn nicht verstehen. »Wen könnte schon der Schmerz interessieren, mit dem ich lebe?« Zudem haben wir Angst davor, beurteilt oder verurteilt zu werden, anderen Menschen Angst zu machen oder als »verrückt« angesehen zu werden. Statt dass wir uns also öffnen und unseren inneren Schmerz teilen, werden wir noch mehr Gefangene unserer selbst und unserer Traurigkeit und Wunden.

Wenn wir fähig werden, unseren Schmerz in Worte zu fassen, ist das der Anfang der Befreiung.

Doch es kommt der Zeitpunkt, an dem diese Blockaden und Ängste für uns derart unerträglich werden, dass wir mit jemanden, zu dem wir Vertrauen haben, darüber sprechen müssen. Wenn wir fähig werden, unseren Schmerz in Worte zu fassen, ist das der Anfang der Befreiung. Und wenn wir dann ernstgenommen werden und uns jemand mit Respekt und Mitgefühl zuhört, ist das eine Anerkennung unserer Würde und Bedeutung als Mensch: »Du bist wertvoll.« Damit beginnen sich die Wolken der Depression ein klein wenig anzuheben. »Ich habe keine beschämende Krankheit.«

Zuweilen können wir vertrauenswürdige Menschen finden, die die Zeit und Offenheit haben, uns zuzuhören; sie verurteilen uns nicht, dramatisieren die Dinge nicht zu sehr, nehmen sie aber auch nicht zu leicht. Das kann der Hausarzt sein, ein Priester oder eine Seelsorgerin, ein Mensch im Ruhestand, ein Freund oder eine Freundin oder ein Familienmitglied. Das sind erfahrene Menschen, die uns helfen können, schon einfach dadurch, dass sie uns zuhören, uns an der Hand nehmen, uns Vertrauen einflößen, uns kluge und praktische Ratschläge geben. Sie können uns einsehen helfen, dass tiefe Trauer nach einem Rückschlag normal und natürlich ist. Aber man

Tiefe Trauer nach einem Rückschlag
ist normal und natürlich.

muss zugeben, dass viele Menschen nicht in der Lage sind, jemanden zu finden, der über diese menschliche Erfahrung und die Fähigkeit zum guten Zuhören verfügt. Tatsächlich haben viele Menschen Angst davor, jemandem zuzuhören, der unter Depressionen leidet. Sie befürchten, in ein Abhängigkeitsverhältnis zu geraten; oder sie haben einfach keine Zeit dafür ...

Wichtig ist es auch, zu wissen, ob medizinische Hilfe notwendig ist. Dabei muss man unterscheiden können, ob es sich um eine tiefe Traurigkeit und ein Gefühl der Niedergeschlagenheit handelt, das sich mit freundschaftlicher Unterstützung überwinden lässt, oder um ein inneres Ringen und eine Depression, die man ohne Hilfe eines Psychiaters oder Psychologen nicht heilen kann.

Depression kann nach und nach zu totaler Abkapselung führen. Der betreffende Mensch ist dann überhaupt nicht mehr kommunikationsfähig, sondern ganz in seinem Gefängnis voller krankmachender Gedanken eingesperrt. Solange die Lage noch nicht derart extrem ist, lässt sich ganz allgemein der Rat geben: »Beurteile und verdamme dich wegen dieser Gefühle der Traurigkeit nicht selbst. Sie sind irgendwann das Los jedes Menschen. Lass uns versuchen, die Schwierigkeit zu verstehen und zu sehen, woher sie kommt, und

Der Mensch muss spüren können,
dass er so geliebt wird, wie er ist.

dann einen Weg finden, wie du mit diesem inneren Schmerz leben kannst.« Ein guter Freund, ein guter Ratgeber versteht es, eine Depression zu respektieren. Sie ist ein natürliches Phänomen, das seinen ganz eigenen Rhythmus hat. Wir sollten nicht versuchen, jemanden zu schnell da herauszuholen. Der betreffende Mensch muss spüren können, dass er so geliebt wird, wie er ist, und nicht nur unter der Bedingung, dass er aus seiner Depression herauskommt. Man braucht seine Zeit, um wieder auf die Beine zu kommen!

Steh auf, meine Freundin,
meine Schöne, so komm doch!
Denn vorbei ist der Winter,
verrauscht der Regen.
Auf der Flur erscheinen die Blumen;
die Zeit zum Singen ist da.
Die Stimme der Turteltaube
ist zu hören in unserem Land.

5

Die Winter des Lebens bereiten den Frühlingszeiten den Weg

Wir sind alle so ungeduldig. Wir wollen *alles* und wir wollen es *jetzt*! Wir wollen Glück, Erfüllung und Leben. Es ist normal, das alles zu wollen. Aber wir müssen lernen, auf den Rhythmus unseres Wesens zu achten.

Sehen wir uns die Pflanzen und Tiere an, das Gemüse und die Obstbäume: Alles braucht zum Wachsen und Fruchttragen seine Zeit. Da gibt es die Sommer mit üppigen Ernten, die Herbste mit Regen und fallenden Blättern, die grauen und kalten Winter, in denen das Leben aufgehört zu haben scheint, und die Frühlinge, in denen es wieder neu geboren wird.

In der Bibel lesen wir:

Steh auf, meine Freundin,
meine Schöne, so komm doch!
Denn vorbei ist der Winter,
verrauscht der Regen.
Auf der Flur erscheinen die Blumen;
die Zeit zum Singen ist da.

Genau wie im Kreislauf der Natur
folgt auch im Lauf unseres Lebens
eine Jahreszeit auf die andere.

Die Stimme der Turteltaube
ist zu hören in unserem Land.

(Hoheslied Salomos 2,10)

Das gleiche gilt für unser Leben als Menschen. Wir sind wie die Obstbäume. Wir wurden in die Erde des Wesens unserer Mutter gesät und sind aufgekeimt und gewachsen. Wir kamen zur Welt und entwickelten uns in der zuweilen harten Erde unserer Familie. Genau wie im Kreislauf der Natur folgt auch im Lauf unseres Lebens eine Jahreszeit auf die andere.

Die Bäume und Büsche sind wunderschön. Unser ganzes Universum ist wunderschön. In der Bibel steht, Gott habe das Universum mit der Sonne, dem Mond und dem Regen, mit der Luft, der Erde und dem Meer, mit all den Pflanzen, den Blumen und den Bäumen, mit den Fischen, den Insekten und den Tieren und allen Arten von Vögeln angesehen und er habe befunden, dass alles gut sei. Und im Herzen des Universums sind Mann und Frau, und auch sie sind sehr gut. Wir Menschenwesen beginnen unseren Weg auf dieser Erde wie ein kleines Samenkorn, das ausgesät wird, keimt, wächst, Frucht bringt und dann altert und vergeht. Das ist der Kreislauf des Lebens.

Ein Neuanfang ist immer möglich.

Und jeder von uns mit seinem Körper, seinem Herzen, seinem Geist ist wunderschön. Jeder von uns hat seinen eigenen Kreislauf des Wachsens und Reifens mit seinen Höhen und Tiefen, Sommern und Wintern, guten und schlechten Zeiten. Rückschläge und Zeiten der Dürre gehören zum Leben. Das sind Phasen, durch die wir hindurch müssen, und ein Neuanfang ist immer möglich.

Zuweilen kommt es auch zu radikaleren, gewaltsameren Verwundungen. Dann scheint uns der Tod bevorzustehen. Wenn wir verletzt werden, neigen wir dazu, uns in uns selbst abzukapseln. Dann ist Winter. Der Boden gefriert hart. Und zuweilen dauert der Winter sehr lang.

Genau wie der Weinstock beschnitten werden muss, um mehr Frucht zu bringen, so muss auch jede und jeder von uns beschnitten werden. Es gibt Zustände der Trauer und Enttäuschung, die wie grausame, schmerzliche Zeiten des Beschnittenwerdens anmuten, damit mehr Leben in uns kommt. Aber wenn Winter herrscht und es sehr kalt ist, wenn der Weinstock beschnitten und seiner Zweige beraubt ist, fällt es uns schwer, zu glauben, dass es wieder Frühling werden wird und das erstorbene Leben sich bald wieder neu entfalten kann.

Du bist ein Mensch auf einem Weg.
Mach dich bereit für den Frühling!

6

Du bist Teil eines wunderschönen Universums

Du bist nicht ganz allein, sondern Teil dieses wunderschönen Universums, in dem jedes Element seinen Platz hat und jedes wichtig ist. Diese Welt existiert schon seit Millionen von Jahren. Die Sonne geht jeden Morgen auf und jeden Abend unter. Weit oberhalb aller Wolken und Stürme strahlen hell die Sterne. Sie sind so wunderschön und so wunderbar angeordnet!

Du bist Teil dieses unermesslichen und wunderbaren Universums. Du bist ein Mensch auf einem Weg. Es stimmt, dass du dir heute so vorkommen kannst, als säßest du in der Mutlosigkeit wie in einer Falle und seist von Trostlosigkeit und Gedanken ans Sterben beherrscht. Das ist dann der Winter. Mach dich bereit für den Frühling!

Einer der Unterschiede zwischen uns Menschen und den Tieren ist der, dass die Tiere perfekt an ihre Umwelt angepasst sind. Wir dagegen können unsere Umwelt entweder akzeptieren oder ablehnen, je nachdem, welche inneren

Wir können »Ja« zum Leben sagen und versuchen, es auf gesunde Weise zu führen.

Wunden uns zugefügt wurden und welches Scheitern uns zugemutet wurde. Wir können offen sein oder verschlossen; wir können zum Leben »Ja« sagen und versuchen, es auf gesunde Weise zu führen, oder wir können sagen: »Es ist uns zu schwer«, und sogar versuchen, es zu vernichten.

Dieses »Ja« zum Leben kann anfangs ein passives »Ja« sein und aus Mattigkeit und mit Bedauern ausgesprochen sein. Aber es kann nach und nach zu einem »Ja« aus Offenheit und Annahmebereitschaft und sogar zu einem »Ja« aus Freude werden. Dieses »Ja« zum Leben, das unserem tiefsten Inneren entspringt, ist kein naives oder verklärendes »Ja«; wir bejahen damit nicht einen Traum oder eine Illusion. Es ist vielmehr ein »Ja« zu unserem tiefsten Selbst, ein »Ja« zu unserer Vergangenheit, zu unserem Körper, zu unserer Familie, ein »Ja« zu unseren inneren Stürmen, unseren Wintern, unseren Schmerzen; und auch ein »Ja« zur Schönheit des Lebens, zum Sonnenschein, zur frischen Luft, zum fließenden Wasser, zu den Gesichtern der Kinder, zum Gesang der Vögel. Es ist das »Ja« zu unserer eigenen Bestimmung und unserem Wachsen und Reifen. Es ist das »Ja« zu unserer eigenen wahren Schönheit, selbst wenn wir diese zu manchen Zeiten nicht mehr zu sehen vermögen. Wir müssen uns um

Heute lebst du im Winter. Hab das Vertrauen, dass der Frühling kommen wird.

den Weg dahin bemühen, dieses totale »Ja« sprechen zu können.

Heute lebst du im Winter. Hab das Vertrauen, dass der Frühling kommen wird. Morgen werden Knospen auftauchen, dann Blüten und schließlich Früchte. Du machst gerade eine schlimme Zeit durch. Dramatisiere die Umstände nicht allzu sehr. Freunde dich mit der ständig dahinfließenden Zeit an.

Wirf deinen Blick auf die Sonne, die scheint, die Vögel, die singen, und die Sterne, die nachts funkeln. Du bist Teil dieses Universums; auch du reifst und bist berufen, Frucht zu tragen. Warte geduldig. Dem Reifen musst du Zeit lassen. Merkst du nicht, dass in der Natur nichts vergeudet wird? Nur wir Menschen produzieren Dinge und werfen sie dann wieder weg, ohne sie weiter zu verwenden oder wieder aufzubereiten. In der Natur passiert das nicht. Die Blätter verrotten und werden zu Kompost, der dazu dient, das neue Leben zu nähren, das wieder aufbricht.

Sogar der Tod bringt Leben. Wir sind Teil der Naturwelt, in der es keine Vergeudung gibt, sondern immer nur den Kreislauf des Lebens. Darin wird der Tod unaufhörlich wieder in Leben verwandelt.

Wenn man eine verschlossene Tür aufmachen will, braucht man einen Schlüssel. Einen solchen Schlüssel benötigen wir auch, um die Tür zum Leben zu öffnen, die Tür zum Freisein.

7

Das tiefste Ich in jedem von uns

Wir von der Erde genommene Menschen sind unglaublich gut gestaltet. In jedem von uns gibt es einen verborgenen Bereich, nämlich unser tiefstes Selbst, das dazu geschaffen ist, mit anderen zu teilen, Beziehungen von Herz zu Herz einzugehen und froh zu sein. Aber dieser Bereich bleibt oft hinter einem eher künstlichen Bereich verborgen, der aus Gefühlen und Phantasievorstellungen, Wut und Hass und zuweilen Todessehnsucht besteht. Zuweilen bleibt das tiefste Selbst hinter einer sorgfältig verschlossenen Tür versteckt und wir verlieren unser Selbstvertrauen.

Wenn man eine verschlossene Tür aufmachen will, braucht man einen Schlüssel. Einen solchen Schlüssel benötigen wir auch dazu, die Tür unseres Herzens aufzumachen und den Sinn und Rhythmus des Lebens zu entdecken. Wir können natürlich auch in einem Gefängnis voller Traurigkeit eingesperrt bleiben und uns dem Leben verweigern. Besser ist es, den Schlüssel zu ergreifen

Lass dich nicht von Gefühlen des Grams überwältigen. Hab den Glauben an das in dir verborgene Leben. Hinter den schwarzen Wolken scheint die Sonne.

und die Tür zum Leben zu öffnen, die Tür zum Freisein.

Dieser Schlüssel ist das Vertrauen: das Vertrauen, dass tiefer als all unsere Gefühle der Traurigkeit und des Sterbenwollens unser verborgenes, wahres Selbst liegt, das einmalig und ungemein wichtig ist. Es hat eine Bestimmung, und die besteht darin, in eine möglichst große Fülle des Lebens hineinzuwachsen.

Lass dich nicht von Gefühlen des Grams überwältigen. Hab den Glauben an das in dir verborgene Leben. Hinter den schwarzen Wolken scheint die Sonne. Der Schlüssel dafür ist dieses »Ja« zu deinem hinter den Wolken der Traurigkeit verborgenen tiefsten und geheimsten Selbst.

Der Mensch, mit dem du deinen Schmerz zu teilen bereit bist, wird dir mit Güte und Aufmerksamkeit helfen, diesen Bereich deines Selbst zu entdecken, und er wird dir helfen, ihn zu lieben und zu schätzen.

Statt zu sagen: »Ich tauge zu nichts. Ich bringe nichts zustande. Ich möchte verschwinden und sterben«, wirst du Schritt für Schritt sagen lernen: »Ich bin tief traurig und möchte am liebsten sterben, und ich weiß nicht, woher das kommt.« Damit fängst du an, nach und nach diese zwei verschiedenen Bereiche in dir zu entdecken: das

Der Schlüssel ist das »Ja« zu deinem hinter den Wolken der Traurigkeit verborgenen Selbst.

geheime, verborgene Selbst, das die Quelle deines Seins und Lebens ist, und das andere Selbst, das verwundete, das deinem Bewusstsein Botschaften der Traurigkeit, des Todes und der Ablehnung schickt.

Sobald man in einem dunklen Raum eine Kerze anzündet, wird alles erleuchtet.

8

Gegen die Mächte des Todes ankämpfen

Zwischen diesen beiden Bereichen in dir spielt sich ein Kampf ab. Es ist, als wäre dein Herz von Zeit zu Zeit ein Kriegsschauplatz. Dabei scheint der verborgene, von Licht erfüllte Bereich angesichts des entmutigenden und krankmachenden Bereichs ganz klein und schwach zu sein. Aber sobald man in einem dunklen Raum eine kleine Kerze anzündet, wird alles erleuchtet. Alles kommt darauf an, dass man diesem kleinen Licht im tiefsten Bereich seines eigenen Wesen vertraut, denn es kann nach und nach die Dunkelheit verscheuchen.

Diese Dunkelheit mag stockfinster sein und es ist womöglich gar nicht so leicht, die Kerze anzuzünden, ja zuweilen scheint es unmöglich zu sein. Aber die Hoffnung sagt uns, dass das Leben stärker als der Tod ist, das Licht stärker als die Finsternis und die Liebe stärker als der Hass.

In dem Maß, in dem du dich nicht mehr einfach mit deiner Depression gleichsetzt und deut-

Das Leben ist stärker als der Tod, das Licht stärker als die Finsternis und die Liebe stärker als der Hass.

lich unterscheidest zwischen deinem tiefsten, wahren Selbst und deinen Gefühlen der Traurigkeit und Schuld, die dir von woher auch immer hochkommen, hast du den Schlüssel zur Heilung und Auferstehung in der Hand.

Du wirst kämpfen müssen, manchmal ganz heftig: Da ist auf der einen Seite dein tiefstes Selbst; es ist verborgen, hungert danach, wahrgenommen zu werden, und sehnt sich nach Beziehung und innerer Freiheit. Und da sind auf der anderen Seite die Mächte des Traurigseins, der Vernichtung und des Todes, die dich umschlingen, richten und verurteilen und dir einreden, du seist in nichts gut und taugtest zu nichts, und die dir den Wunsch einflüstern, ganz zu verschwinden.

Wenn du das Leben wählst, wirst du gegen diese Macht der Finsternis ankämpfen müssen. Dieses Ringen wird so erbittert sein wie dasjenige mancher Menschen, die sich aus dem Griff des Alkohols oder der Drogen freizukämpfen versuchen. Aber jedes Mal, wenn du dich für das Leben entscheidest, und jedes Mal, wenn du deinem tiefsten Selbst vertraust, weicht die Dunkelheit ein Stück weiter zurück.

Lass dich nicht von diesen negativen Gefühlen oder von deinem negativen Selbstbild beherr-

Jedes Mal, wenn du dich für das Leben entscheidest, und jedes Mal, wenn du deinem tiefsten Selbst vertraust, weicht die Dunkelheit ein Stück weiter zurück.

schen und kaputtmachen. Du musst dagegen ankämpfen. Setz kein trauriges Gesicht auf und zieh keine Trauerkleider an, sondern trag helle Kleider und verwende etwas Parfüm, sorge für das Wohlbefinden deines Körpers und tu alles, was du kannst, um gegen diese Mächte der Finsternis anzukämpfen. Das ist kein leichter Kampf, aber er ist der Mühe wert. Er führt in die Freiheit und ins Leben.

Während dieses Kampfes werden dir der Freund oder die Freundin beistehen, denen du dich anvertrauen kannst. Außerdem werden dir Zeiten des Ausruhens und der Entspannung gut tun.

An einem bestimmten Punkt müssen wir den Mut zum Anhalten finden.

9

Zu ruhen verstehen

Eine ernste Gefahr stellt sich ein, wenn uns diese Mächte der Traurigkeit und inneren Leere beherrschen und in uns das Bedürfnis wecken, uns in fieberhafte Aktivität oder alle Arten von Unterhaltung und Zerstreuung zu stürzen. Wir suchen dann das Vergessen, indem wir uns mit allen möglichen Mitteln ständig auf Trab halten. Denn sobald wir anhalten, zieht erneut die Qual in uns ein und wir empfinden wieder Schuldgefühle. Man muss zugeben, viele Menschen kommen ganz gut über die Runden, indem sie das tun. Sie können nie anhalten, manchmal wegen der Notwendigkeiten des Lebens, aber häufiger, weil es ihnen zu gefährlich scheint.

Aber an einem bestimmten Punkt müssen wir den Mut zum Anhalten finden, eine Ruhepause einlegen und einen Blick auf unser Leben werfen und versuchen, genauer zu erkennen, woher der Schmerz kommt. Da werden dann bestimmt wieder die dunklen Gefühle aufsteigen und die

Nach und nach wirst du lernen, zwischen den Wegen des Friedens und des Lichts und den Wegen der Finsternis zu unterscheiden.

innere Leere wird sich wieder einstellen. Das kann sehr schmerzlich sein.

Um den Herzensfrieden und ein bisschen innere Ruhe zu finden, können wir neue Möglichkeiten erproben, indem wir einfache, praktische Dinge tun: kochen, das Haus putzen, eine Freundin oder einen Freund besuchen, einen Brief schreiben, einen Spaziergang machen, ruhige Musik anhören, in einer Kirche verweilen, schweigend beten oder mit Kindern spielen. Wir können dabei mitten in all unserer Schwachheit und Qual Augenblicke des Friedens und der Freude erleben.

Wir müssen es lernen, diese Augenblicke des Wohlseins bewusst zu verkosten: ruhiger atmen, die Wärme der Sonne auf unseren Körper einwirken lassen, die Gesellschaft eines guten Freundes oder einer Freundin genießen und in unserem Herzen einen Hauch von Freude aufkommen lassen. Wir können abends vor dem Zubettgehen ein entspannendes Bad nehmen und im warmen Wasser verweilen.

Nach und nach wirst du es lernen, zwischen den Wegen des Friedens und des Lichts und den Wegen der Finsternis zu unterscheiden. Wenn du im Licht und Frieden leben willst, gibt es bestimmte Dinge und Menschen, die du meiden

Leben lernen heißt, bewusst seine Entscheidungen zu treffen und all den Dingen den Vorzug zu geben, die einem helfen, in Frieden und Gemeinschaft zu leben – und alles zu meiden, was einem Sorgen macht und einen aufregt.

solltest; vielleicht einige sogenannte Freunde oder Nachbarn, die dich infolge ihrer eigenen Ängste oder Schwierigkeiten bloß immer wieder aufwühlen oder belasten. Genauso können dich manche Fernsehprogramme oder Zeitschriften durcheinanderbringen und in dir Ängste wecken. Du wirst entdecken, dass deine Psyche genau wie dein Körper bestimmte Arten von Nahrungsmitteln braucht, während andere wie Gift sind: sie schaden dir. Sie bringen dir kein Leben, sondern bloß Aufregung. Das ist wie bei Menschen, die wissen, dass es sie krank macht, wenn sie zuviel Schokolade essen.

So wirst du entdecken, wie anfällig und verletzlich dein Leben, dein Körper und dein Herz tatsächlich sind. Du darfst nicht bloß einfach irgendetwas tun, sondern du musst etwas für dich selbst tun: sanft mit dir selbst umgehen, die Entspannung genießen, Beziehungen pflegen und dich auf Momente des Friedens und des Gebets einlassen. Das alles hilft dir, im Licht zu bleiben.

Natürlich musst du eine gesunde Ausgewogenheit finden. Werde nicht vor der Zeit alt! Wenn du noch jung bist, ist es nicht notwendig, dir endlos wegen deiner Gesundheit Sorgen zu machen. Leben lernen heißt, diese Ausgewogenheit zu finden. Es heißt, bewusst deine Ent-

Zu wahrer innerer Freiheit können wir erst dann finden, wenn wir auch unserem Körper eine Ruhepause gönnen.

scheidungen zu treffen und all den Dingen den Vorzug zu geben, die dir helfen, in Frieden und Gemeinschaft zu leben, und alles zu meiden, was dir Sorgen macht und dich aufregt. Das ist eine der besten Weisen, die Mächte der Finsternis und Depression zu bekämpfen. Manchmal musst du zäh ringen. Du musst immer und immer wieder zum Tod »Nein« und zum Leben »Ja« sagen. Das ist ein Glaubensakt!

Dies alles mag allzu ideal wirken. Vielleicht hast du Kinder, denen du zu essen geben und die du von der Schule abholen musst, einen Ehepartner, dem du schwer alles recht machen kannst, oder einen schwierigen und aufreibenden Beruf. Jeder von uns ist für vieles verantwortlich und muss unzählige Dinge erledigen. Wir können nicht einfach spontan einen Tag Urlaub machen.

Aber dennoch ist es nun einmal so, dass wir zu wahrer innerer Freiheit erst dann finden können, wenn wir auch einmal unserem Körper eine Ruhepause gönnen. Wenn unser Körper und unser Kopf angespannt und gestresst sind, kann das Werk der Befreiung nicht gelingen. Wir alle müssen es lernen, bestimmte Tätigkeiten bleiben zu lassen und Überaktivität und allzu große Geschäftigkeit zu vermeiden. Wir müssen es lernen, anzuhalten, immer wieder einmal einfach

Anhalten, immer wieder einmal einfach absichtslos da sein und in Milde den anderen und der Welt zuschauen.

absichtslos da zu sein und in Milde den anderen und der Welt zuzuschauen und einen gewissen inneren Frieden zu empfangen.

Aber um auf diese Weise anhalten zu können, brauchen wir Hilfe. Ein Arzt könnte uns zum Beispiel krankschreiben oder uns ein neues Beruhigungsmittel verschreiben, oder unser Ehepartner oder ein Freund könnte uns angesichts unserer Erschöpfung und unseres Stresses zum Anhalten und Ausruhen ermutigen.

Wenn wir Heilung und inneren Frieden finden wollen, müssen wir uns den tatsächlichen Fragen stellen und sie beim Namen nennen.

10

In die Finsternis vordringen

Es kann der Zeitpunkt kommen, an dem wir uns vielleicht mit Hilfe eines kompetenten Psychologen die in uns verborgenen Mächte der Finsternis genauer ansehen müssen. Wir können nicht länger vor ihnen davonlaufen, sondern müssen versuchen, ihren Ursprung zu entdecken und zu erkunden, warum sie eine solche Macht über uns haben. Wenn wir Heilung und inneren Frieden finden wollen, müssen wir uns den tatsächlichen Fragen stellen und sie beim Namen nennen. Wir dürfen uns nicht von Gefühlen des Unwertseins überschwemmen lassen, die uns in eine schreckenerregende Phantasiewelt versetzen.

Bei diesem Abstieg an den Ort der Finsternis muss uns ein kompetenter Mensch begleiten. Sonst würden wir nicht die Stärke haben, unsere Schattenzonen in Augenschein zu nehmen und mit ihnen fertig zu werden. Sie sind zu angsterregend. Aber mit Hilfe von Zeichnungen und Träumen und mittels des Assoziierens von Gedanken und

Wir lassen nicht länger zu, dass unsere inneren »Monster« uns beherrschen.

Bildern im Lauf eines wohlwollenden Gesprächs mit einem kompetenten Menschen werden wir nach und nach Zutritt zu dieser Welt finden, die bislang unserem Bewusstsein verborgen geblieben war. Wir werden in die Lage versetzt werden, frühere schmerzliche Erfahrungen zutage zu fördern, die anzusehen wir noch nie fähig waren, und uns dann mit ihnen auseinanderzusetzen. Falls wir dagegen weiterhin vor unseren inneren »Monstern« davonlaufen, werden sie immer größer und erhalten unverhältnismäßig viel Gewicht. Wenn wir jedoch Halt machen und sie beim Namen nennen, schrumpfen sie zusammen und kehren auf ihren angemessenen Umfang zurück. Wir lassen es dann nicht länger zu, dass sie uns beherrschen.

Dabei werden die Ängste und Qualen unserer Kindheit wieder anfangen, ans Licht zu kommen: alles das, was wir durchgemacht haben, als wir misshandelt, missbraucht oder auf ungerechte Weise abgelehnt wurden, oder als wir in unserer Umgebung Zeugen unerträglicher Konflikte geworden waren, für die wir die Schuld bei uns selber gesucht hatten. Diese schlimmen, krankmachenden Gefühle, etwa Gefühle des Hasses auf unsere Eltern oder uns selbst, hatten wir damals noch nicht zum Ausdruck bringen können, weil

Da diese Gefühle nie Ausdruck fanden,
blieben sie verborgen im Gedächtnis
unseres Körpers und unseres Herzens.

wir noch so klein gewesen waren. Daher hatten wir sie auf dem Grund unseres Herzens versteckt. Da diese Gefühle nie ihren Ausdruck fanden, blieben sie verborgen im Gedächtnis unseres Körpers und unseres Herzens stecken. Sie nagten innerlich an uns, vergifteten unser ganzes Wesen, verurteilten uns und flößten uns Schuldgefühle ein. Um überleben zu können, hatten wir sie vergessen und hinter starken Mauern verstecken müssen.

Wenn wir jetzt diese Geschehnisse und früheren Gefühle beim Namen nennen können, geht uns auf, dass nicht wir selbst an all dem schuldig waren, was falsch gelaufen ist. Jetzt können wir objektiver sein und die Dinge und Situationen in ihre angemessenen Perspektiven versetzen. Indem wir auf diese Weise versuchen, unsere früheren Erfahrungen wahrheitsgemäßer zu betrachten, nehmen wir ihnen ihre unheimliche Kraft. Wir befreien uns von den »Monstern« und »Dämonen«, die ihre Macht über uns ausgeübt, unser Leben geschädigt und uns Schuldgefühle vermittelt haben. Die um diese innere Welt der Finsternis errichtete Mauer beginnt zu zerbröckeln. Und wenn die frühere Qual in uns hochkommt, dann geht das eigenartigerweise mit der Geburt einer neuen Freiheit einher. Wir entde-

Wenn die frühere Qual in uns hochkommt, geht das mit der Geburt einer neuen Freiheit einher.

cken deutlicher das kleine, unschuldige, vertrauensvolle Kind in uns; wir entdecken neues Leben.

Zugleich kann uns sogar vielleicht mit Hilfe eines anderen der Grund dafür aufgehen, warum sich unsere Eltern so und nicht anders verhalten haben, nämlich mit mangelnder Zuwendung und Aufmerksamkeit, ja zuweilen mit einer gewissen Härte: Auch sie waren von ihren eigenen Eltern verletzt worden und hatten in ihrem Leben Wunden davongetragen. Sie sind Teil einer langen Kette von Schmerzen und Gewalttätigkeiten, die von einer Generation an die andere weitergegeben wird.

So kommt es oft vor, dass ein Kind, das tief in seinem Herzen verwundet worden ist, Schuldgefühle bekommt, obwohl es unschuldig ist und sich selbst weder verteidigen noch verstehen kann. Wenn es älter geworden ist, kann es versuchen, sich selbst von dieser Last der Schuld zu befreien, indem es anderen, Schwächeren oder Kleineren, die Schuld für sogenannte Fehler zuschiebt. So wiederholt sich dieses Spiel bei einer Generation um die andere.

Wenn wir entdecken, dass der Grund dafür, dass unsere Eltern uns in unserer Kindheit verletzt haben, der ist, dass sie selbst in ihrer Kindheit verletzt worden waren oder irgendwelche

Je mehr wir die Wahrheit bezüglich unserer selbst annehmen, desto mehr finden wir auch den Mut, Fehler zuzugeben.

Schwierigkeiten oder Leiden durchgemacht hatten, beginnen wir sie besser zu verstehen. Dann können wir anfangen, ihnen zu vergeben. Damit hat die Vergangenheit keine Macht mehr über uns.

Wir beginnen dann zu begreifen, dass auch wir nicht vollkommen sind und es nie sein werden. Denn auch wir tragen unseren Teil dazu bei, anderen wehzutun: Auch wir haben unseren Eltern, unseren Kindern, unserem Ehepartner und unseren Freunden Wunden zugefügt. Wenn uns das aufgeht, brauchen wir uns nicht zu verurteilen, sondern wir sollten stattdessen lernen, unsere eigene Armut und Gebrochenheit anzunehmen. Dann können wir anfangen, uns im Geist der Demut auf das Gespräch mit anderen einzulassen. Vielleicht beginnen wir zu spüren, dass wir manche, die wir verletzt haben, um Verzeihung bitten sollten.

Je mehr wir die Wahrheit bezüglich unserer selbst annehmen, desto mehr finden wir auch den Mut, unsere Fehler zuzugeben und die Verantwortung dafür zu übernehmen, dass die Schritte in Richtung Zukunft im Geist des Friedens weitergehen und wir in allem auf die Wahrheit bedacht sind; auf die Wahrheit, die uns frei machen wird.

»Du bist in meinen Augen einmalig und ich liebe dich.«

Indem wir uns auf diese Weise der Wahrheit und dem Licht öffnen, entdecken wir nach und nach das in unserem Wesen verborgene Geheimnis, vor dem wir hatten davonlaufen wollen. Wenn wir in allen Dingen das Licht und die Liebe suchen, das Verstehen und miteinander Teilen, und wenn wir uns nicht selbst verurteilen, dann werden wir frei. Die Depression wird keine Macht mehr über uns haben. Wir werden imstande sein, den uns zustehenden Platz in der Welt einzunehmen. Und vielleicht werden wir die Gegenwart dessen spüren, der an der Quelle der uns umgebenden Schönheit ist und auch in uns. In diesem inneren Frieden vernehmen wir dann den Zuspruch: »Du bist in meinen Augen einmalig und ich liebe dich.« Damit führt uns Gott in eine innige Liebesgemeinschaft mit sich ein: ins Gebet. Diese Liebesgemeinschaft bedeutet Vergebung und Leben.

Offensichtlich sind damit nicht alle unsere Probleme gelöst. Manche Wunden bleiben. Aber diese Wunden sind keine Strafe, die uns an unsere Schuld, unsere Fehler und Missetaten erinnern soll, sondern das Ergebnis anderer Wunden, die wiederum von noch früheren Wunden verursacht wurden. Wir können lernen, mit ihnen umzugehen und sie so zu nutzen, dass wir mit größerer

Die Wunden unseres Herzens werden schließlich zur Einladung, ja zum dringenden Aufruf, in einer Beziehung der Liebe und des Einsseins mit Gott und mit anderen zu leben.

Wahrhaftigkeit leben. Wir brauchen sie nicht zu verbergen und natürlich auch nicht zur Schau zu tragen, sondern sollten versuchen zu entdecken, wie sie uns helfen können, in Demut und Wahrheit zu leben, und wie Gott sich uns in ihnen und durch sie offenbart. Damit werden die Wunden unseres Herzens zur Einladung, ja zum dringenden Aufruf, in einer Beziehung der Liebe und des Einsseins mit Gott und mit anderen zu leben.

Eine Depression ist eine schmerzliche Wirklichkeit, eine Krise. Aber sie birgt in sich auch die Möglichkeit, uns eine größere Freiheit zu erschließen.

11

Depression – eine Krise, die uns frei machen kann

Eine Depression ist eine schmerzliche Wirklichkeit, eine Krise. Aber eine Krise birgt in sich auch die Möglichkeit, uns eine größere Freiheit zu erschließen, sofern wir eine Möglichkeit entdecken, mit ihr zu leben und uns auf den Weg in Richtung Heilung zu machen.

Depression, wie ich sie hier zu beschreiben versuchte, ist das Aufsteigen eines verborgenen Schmerzes in unser Bewusstsein, und zwar eines Schmerzes, der seinen Ursprung in unserer frühen Kindheit hat. Dieses verborgene Leiden bestimmt viele unserer Einstellungen, selbst wenn wir uns dessen gar nicht bewusst sind. Es hindert uns daran, frei zu sein. Es lastet wie ein riesiges Gewicht auf unserem Herzen und wirkt wie ein Gift in unserem Blut. Wenn wir dann eines Tages dieses innere Leiden wahrnehmen, kommt uns das furchtbar vor; es ist, wie wenn aus einer Infektion ein Abszess wird. Diese »Verstörung« können wir dann beim Namen nennen,

Wenn uns die Depression sichtbarer wird und wir sie besser als solche akzeptieren, kann sie uns zu einer echten Befreiung unseres Herzens führen.

ihre Ursprünge ergründen und uns um ihre Heilung bemühen.

Wenn uns die Depression sichtbarer wird und wir sie besser als solche akzeptieren, kann sie uns zu einer echten Befreiung unseres Herzens führen. Sie verpflichtet uns dazu, anzuhalten und darauf zu sehen, was in unserem eigenen Leben und ganz allgemein im Leben wichtig ist. Sie bringt uns mit unserem tiefsten Bedürfnis in Berührung, nämlich demjenigen nach Liebe und inniger Herzensgemeinschaft, aber auch mit unseren Ängsten davor. Sie hilft uns sehen, dass es über alle Beziehungen zu Menschen hinaus möglich ist, aus der Quelle des Universums und des Lebens zu trinken.

Andere Aspekte, die zu beachten sind

Für manche Menschen ist der Abstieg in ihre innere Finsternis derart schmerzvoll, dass sie zu diesem Unternehmen medikamentöse Hilfe brauchen. Ihre Qual ist einfach zu groß. Die Behandlung mit Medikamenten kann bei ihnen nicht nur den gewaltigen inneren Stress mindern und ihnen helfen, ihr Alltagsleben fortzuführen, sondern sie kann auch dem Körper diejenigen Substanzen wieder zuführen, die die Depression »aufgefressen« hatte. Depression geht oft mit ständigem

Die richtige Ernährung und zusätzliche Vitamine können Energie liefern.

Müdesein, völliger Erschöpfung und Antriebslosigkeit einher; da kann es sogar schwierig werden, morgens aus dem Bett zu kommen.

Die Ursache dieser Erschöpfung ist die Depression, aber ein guter Arzt wird auch einen körperlichen Checkup durchführen, um zu überprüfen, ob der betreffende Mensch an Blutarmut leidet oder ihm bestimmte Vitamine oder andere Grundsubstanzen fehlen. Vielleicht braucht er bestimmte Vitamine oder Mineralien. Ein Ernährungsfachmann kann dazu beitragen, die angemessene Diät zu finden. Die richtige Ernährung und die zusätzlichen Vitamine können die für die Bekämpfung der Depression notwendige Energie liefern und so verhüten, dass der betreffende Mensch ganz von ihr überwältigt wird. Sie können ihm/ihr zudem helfen, neue Dinge zu tun und zu entdecken, andere Tätigkeiten anzufangen und sie/ihn so von der lähmenden Macht der Finsternis befreien.

Wir alle sind sowohl Körper als auch Geist. Jeder von uns hat seine ganz eigene körperliche Ausstattung und psychische Geschichte und seinen eigenen spirituellen Weg. Mit dieser unterschiedlichen Zusammensetzung ist jede/r ein ganzer Mensch. Aber wir laufen Gefahr, innerlich in Bruchstücke auseinanderzufallen und es zuzulassen, dass sich diese Zerrissenheit in uns ver-

Wir können nicht ganz lebendige Menschen sein, wenn wir das Leben ablehnen.

festigt. Es ist nicht nur das von früheren Zeiten unseres Lebens verursachte Leiden, was uns daran hindert, voll und ganz zu leben, sondern es kann auch an unserer Weigerung liegen, der Wirklichkeit ins Auge zu sehen und sie zu akzeptieren, also in der Wahrheit dessen zu leben, wer wir sind, und die Verantwortung für unser eigenes Leben zu übernehmen.

Wir können nicht voll und ganz lebendige Menschen sein, wenn wir das Leben ablehnen und uns weigern, die Realität, die Ereignisse und die uns umgebenden Menschen zunächst einmal so anzunehmen, wie sie sind. Falls wir mit Lügen, Illusionen oder Vorurteilen leben; oder falls wir in Verderbtheit leben und das Leben anderer zerstören, indem wir mit Drogen handeln oder andere unterdrücken oder missbrauchen, können wir nicht glücklich werden. Das ist dann, als hätten wir uns in uns selbst eingesperrt, in unserem eigenen Bedürfnis nach Macht und Vergnügen. Wir sind dann wahrscheinlich unfähig, die anderen als Menschen mit ihren ganz eigenen Wünschen und Bedürfnissen zu sehen.

Indem wir uns weigern, die anderen wirklich als Menschen zu sehen, weigern wir uns zugleich,

Wir kämpfen gegen die Depression an, um voll und ganz leben und Leben weitergeben zu können.

uns selbst wirklich als Menschen zu betrachten. Indem wir das Leben in anderen verkennen, verkennen wir auch das Leben in uns selbst. Falls wir dagegen versuchen, mittels Therapie von der Depression freizukommen, und uns dann selbst in einem Gefängnis der Selbstsucht einsperren, ist das eine weitere Art von Totsein. Falls wir selbst von den Folgen der Leiden und Unterdrückung in unserer Kindheit loskommen wollen, darf es nicht deswegen sein, damit wir fähig würden, andere Menschen zu unterdrücken. Vielmehr kämpfen wir aus dem Grund gegen die Depression an, um voll und ganz leben zu können und Leben an andere weitergeben zu können. Und wenn wir anfangen, voller zu leben, entdecken wir für unser Leben einen Sinn.

Um aus der Depression herauszukommen, müssen wir das wirklich wollen. Zudem brauchen wir einen guten Therapeuten und Freunde, die uns lieben und akzeptieren.

12

Aus der Depression herauskommen

Um aus der Depression herauszukommen, die eine Art von Gefängnis ist, müssen wir das zuallererst einmal wirklich *wollen.* Zudem brauchen wir einen guten Therapeuten und, was noch wichtiger ist, Freunde, die uns lieben und akzeptieren. Sie werden uns in schwierigen Momenten stützen, wenn wir besonders hinfällig sind, denn die Depression kann uns ungemein verletzbar machen. Schon der leichteste Rückschlag oder die leiseste Ablehnung und erst recht ein traumatisches Ereignis können unser Gefühl völliger Ohnmacht wieder nähren oder aufleben lassen. Freunde können uns helfen, diesen schmerzlichen Weg zu schaffen.

Aber Freunde sind zuweilen unfähig, die Tiefe unseres Leidens, die »Hölle«, die wir durchmachen, wirklich zu verstehen. Vielleicht meinen sie, dass sie das tun, aber wir wissen, dass das nicht der Fall ist. Parker J. Palmer, der eine tiefe Depression durchmachte, schrieb, wie er sich von vielen

Freunde sind berufen, mit dem Menschen in der Depression ein Stück zu gehen, ohne viele Bemerkungen zu machen.

Freunden vollkommen abgetrennt fühlte, die ihn besuchen gekommen waren und ihn mit »hilfreichem Zureden« hatten aufmuntern wollen.[1] Er sei einfach nur einsam, schrecklich einsam gewesen, eingesperrt in sein Leiden. Einen Menschen jedoch habe es gegeben, der täglich nur eine Viertelstunde gekommen sei, um seine Füße zu massieren, und der auch gar nicht viel gesagt habe. Dieser Mensch habe ihm am meisten geholfen, als er eines Tages zu ihm gesagt habe: »Ich habe das Gefühl, heute sind Sie ein bisschen stärker.« Freunde sind berufen, mit dem Menschen in der Depression einfach ein Stück des Weges zu gehen, ohne dabei viele kluge Bemerkungen zu machen.

Manchen Menschen kann vielleicht mit Therapiesitzungen geholfen werden, aber eine gewisse Anfälligkeit bleibt ihnen. Sie müssen weiterhin Medikamente nehmen oder vielleicht sogar wieder eine Zeit lang in die Klinik gehen. Das alles kann für sie sehr schmerzlich sein. Da kann die Gegenwart von Freunden, die sie so annehmen, wie sie sind, statt ihnen unangemessene

---

1 Parker J. Palmer, *»All the Way Down«: Depression and the Spiritual Journey* in: *Weavings* 13 (September/October 1998), 31–41.

Jeder Mensch muss seine Anfälligkeit und seine Behinderungen erkennen.

Ratschläge zu geben, eine gewaltige Hilfe sein; aber solche Freundschaften verhindern nicht unbedingt Rückschläge. Menschen, die Zeiten der Depression durchgemacht haben, können in Angst leben und sich schon vor den leisesten Anzeichen eines eventuellen Rückfalls fürchten.

Man braucht Zeit, bis man den Kreislauf von Verletzbarkeit und Depression akzeptiert. Man braucht Zeit, um mit der Realität zurechtzukommen. Aber wenn jemand das schafft, sind die Ergebnisse erstaunlich. Der betreffende Mensch kann seinen Lebensauftrag erkennen.

Für Menschen, die ins Krankenhaus gehen mussten, sind oft irgendwelche Mitpatienten die größte Hilfe. Deren Verständnis, Güte und Freundschaft sind für den Heilungsprozess ganz wichtige Faktoren. So sind zum Beispiel auch Menschen, die die Schwäche und das Leiden des Alkoholismus durchgemacht haben, besonders dafür geeignet, anderen in der gleichen Situation zu helfen. Das ist der Grundansatz der »Anonymen Alkoholiker«. Jeder Mensch muss seine Anfälligkeit und seine Behinderungen erkennen.

Jeder muss es lernen, dazu zu stehen, damit zu leben und davon nicht sein ganzes Leben beherrschen zu lassen. Jeder Mensch muss den Sinn seines Lebens erkennen, den Sinn seiner Gebro-

Unser Universum besteht nicht nur aus wunderschönen Bäumen, sondern auch aus verkrüppelten, und jeder Baum ist wichtig.

chenheit und Schwäche. Menschen, die selbst gelitten haben, scheinen das Leiden anderer Menschen viel besser zu verstehen als solche, die davor verschont geblieben sind.

Unser Universum besteht nicht nur aus wunderschönen Bäumen, sondern auch aus verkrüppelten, und jeder Baum ist wichtig. Das Fernsehen zeigt uns viele Filmstars, und das sind alles Männer und Frauen mit wunderschönen Körpern und extravaganter Kleidung. Aber das ist nicht die Realität der Mehrheit der Menschen. Jeder Mensch ist eine Mischung aus Begabungen und Schwächen. Bei manchen ist diese Schwäche physischer Natur; sie sind in ihren körperlichen Fähigkeiten eingeschränkt und müssen sorgfältig darauf achten, was sie tun und essen. Andere sind psychisch anfällig, vielleicht wegen eines Unfalls oder weil ihr Leben nicht recht gelingt oder weil sie mit Trauer oder einem Verlust zu kämpfen haben. Die Anfälligkeit anderer Menschen rührt daher, dass sie in ihrer frühen Kindheit verlassen oder missbraucht wurden. Unzählige Menschen in Barackensiedlungen und Slumgebieten oder in der Dritten Welt kennen aus leibhaftiger Erfahrung die Anfälligkeit und Unsicherheit wirtschaftlicher Armut oder die Auswirkungen von Kriegen und Konflikten; viele sind Flüchtlinge.

Die Schönheit der Menschen liegt in ihrer Fähigkeit, sich selbst zu akzeptieren.

Jeder Mensch trägt Schwächen und Stärken in sich, Begabungen und Belastungen.

Die Schönheit der Menschen liegt in ihrer Fähigkeit, sich selbst als die zu akzeptieren, die sie sind und wie sie sind; nicht in einer Welt der Träume oder Illusionen zu leben, nicht mit Wut oder Verzweiflung zu reagieren, nicht andere sein zu wollen als die, die sie sind, und nicht zu versuchen, vor der Wirklichkeit davonzulaufen. Ihnen ist klar, dass sie das Recht haben, sie selbst zu sein. Und da entdecken sie, dass sie von Gott geliebt sind; dass sie für Gott einmalig und wichtig sind und dass sie etwas für andere tun können. Wir mögen nicht alle berufen sein, Großes zu bewirken, das uns in die Schlagzeilen bringt, aber wir alle sind dazu berufen, zu lieben und geliebt zu werden, wo immer wir sein mögen. Wir sind berufen, offen zu sein und in der Liebe zu wachsen und zu reifen und so Leben an andere weiterzugeben, vor allem an die Bedürftigen.

Zum Autor

Jean Vanier, Jahrgang 1928, studierte in Toronto und Paris und wurde dann Dozent für Philosophie in Paris. 1964 gründete er in Trosly-Breuil eine kleine christliche Gemeinschaft, in der Menschen mit und ohne geistige Behinderung zusammen leben.

Das Anliegen, offensichtlich bedürftigen Menschen zu helfen, wurde bald durch die Einsicht ergänzt, selbst hilfsbedürftig zu sein: Sie führten Vanier seine eigene Armut vor Augen und nahmen ihn mit hinein in das Geheimnis der Liebe Gottes. Das war der Beginn der »Arche«, die heute weltweit über 130 Gemeinschaften umfasst.

Jean Vanier lebt in der Arche in Trosly, Frankreich.

www.larche.org
www.jean-vanier.org/info/en
www.arche-deutschland.de
www.arche-helvetia.ch
www.arche-tirol.at
www.foietlumiere.org
www.glaubelicht.at